TROIS CAS

DE

DIPHTÉRIE

DANS LA MÊME FAMILLE

QUELQUES DÉDUCTIONS PATHOLOGIQUES ET THÉRAPEUTIQUES

Par le Docteur G. GUELPA

Secrétaire de la Société de Médecine pratique.
Membre de la Société de Thérapeutique.
Membre correspondant de l'Académie royale de médecine de Turin, etc.

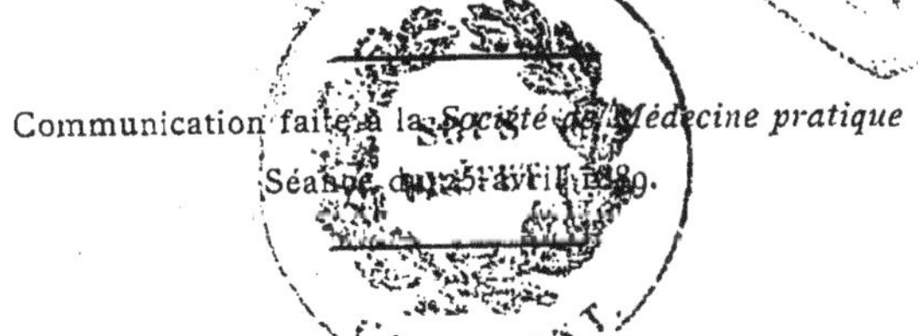

Communication faite à la *Société de Médecine pratique*
Séance du 25 avril 1889.

PARIS

BUREAU DES PUBLICATIONS DU *Journal de Médecine de Paris*

35, BOULEVARD HAUSSMANN, 35

—

1889

TROIS CAS

DE

DIPHTÉRIE

DANS LA MÊME FAMILLE

QUELQUES DÉDUCTIONS PATHOLOGIQUES ET THÉRAPEUTIQUES

Par le Docteur G. GUELPA

Secrétaire de la Société de Médecine pratique
Membre de la Société de Thérapeutique
Membre correspondant de l'Académie royale de médecine de Turin, etc.

Communication faite à la *Société de Médecine pratique*
Séance du 25 avril 1889.

PARIS

BUREAU DES PUBLICATIONS DU *Journal de Médecine de Paris*

35, BOULEVARD HAUSSMANN, 35

1889

TROIS CAS DE DIPHTÉRIE

DANS LA MÊME FAMILLE

QUELQUES DÉDUCTIONS PATHOLOGIQUES ET THÉRAPEUTIQUES

Par le Docteur G. GUELPA

Dans une des dernières séances, je vous ai parlé d'un cas de diphtérie au nez, aux amygdales, au pharynx et au larynx chez une petite fille, qui, trachéotomisée malgré l'engorgement des ganglions et malgré l'albuminurie, était guérie douze jours après.

L'histoire de cette malade, la circonstance que l'affection a atteint en même temps deux autres enfants de la même famille, le traitement appliqué et l'influence évidemment heureuse de ce traitement sur la marche et la terminaison de la maladie, me paraissent, à certains points de vue, dignes d'attention spéciale; c'est pour cela que je crois bien faire de vous les communiquer.

Le 27 janvier dernier, j'étais appelé en consultation à Vincennes auprès de la famille L., qui était dans la désolation d'avoir deux petites filles gravement malades. A mon arrivée, M. le docteur Wallon, médecin de la famille, m'apprenait que deux des enfants de M. L. présentaient, depuis quatre jours, les symptômes non douteux de grave diphtérie.

Pour ne point engendrer de la confusion et pour avoir la tâche plus facile, je vais exposer brièvement et séparément ces observations, en y ajoutant celle du frère aîné, qui fut pris de la même affection, le lendemain de ma première consultation.

1re *Observation.* — La petite Marcelle L. est âgée de 4 ans 1/2. De tempérament lymphatique, et un peu chétive de constitution, cette enfant a été souvent souffreteuse, et, d'après le dire des parents, elle avait les bronches si délicates qu'elle toussait à la moindre occasion.

Le 17 février dernier, elle était prise assez brusquement d'accès de toux rauque avec la voix un peu éteinte. Dès la première nuit, ces accès étaient très intenses et presque suffocants, et éclataient à peu près toutes les heures. Le lendemain, on faisait voir la malade à M. le docteur Wallon, qui, n'ayant point constaté l'existence d'aucune trace diphtérique à la gorge, et considérant les précédents de sa malade, crut, comme l'aurait fait tout autre médecin, qu'il s'agissait d'une atteinte de simple laryngite. Il conseilla une légère purgation, quelques calmants et le repos à la chambre. On n'en fit pas plus pendant une huitaine de jours. Le médecin ne revint pas, et la maladie, tout en conservant la forme suffocante à accès du début, avec extinction de la voix, n'assuma point de proportions beaucoup plus inquiétantes. Mais les accès étant devenus plus longs et plus fréquents, et la toux se faisant de plus en plus rauque, le 25, le Dr Wallon était rappelé, et il constatait que la petite Marcelle portait des plaques diphtériques aux amygdales avec un peu de jetage du nez, et que, par conséquent, il n'y avait plus à douter que la laryngite était bien de nature croupale diphtérique. Il pratiqua immédiatement à la gorge des badigeonnages avec une solution de perchlorure de fer qu'il répéta trois fois par jour, et ordonna de faire continuellement dans la chambre de la malade des vaporisations avec de l'essence de térébenthine et du goudron. A cela, il ajouta des gargarismes au chlorate de potasse. Malgré ce traitement fait pendant deux jours, l'affection continua sa marche envahissante.

C'est à ce moment que je vis l'enfant pour la première fois. Elle avait du jetage abondant par le nez, et, en examinant les fosses nasales, on pouvait apercevoir des fausses membranes près des narines. La respiration à bouche fermée, sans être impossible, était cependant gênée. L'inspection de la gorge à cette visite n'a point révélé la présence d'aucune plaque diphtérique. La voix était presque inintelligible, la toux était très rauque et un sifflement continuel à tous les actes respiratoires témoignait de la constriction de l'arbre aérien. Le pouls battait 105 pulsations, la température était de 38°5 et la respiration de 35. L'auscultation devenait inutile, car le murmure vésiculaire était complètement voilé par le sifflement laryngo-trachéal. Il y avait à l'épigastre du tirage permanent, mais léger et sans accès ; l'urine était belle, couleur jaune paille, et ne contenait pas de trace d'albumine. L'état général était relativement bon.

La situation étant grave, quoique pas encore trop compromise, ma première intention fut de procéder immédiatement à la trachéotomie, et tel était aussi l'avis de M. Wallon. Mais un excès de scrupule m'a conseillé de retarder cette décision à la période du tirage sus et soussternal, comme l'indiquent nos maîtres.

En attendant, nous avons institué le traitement suivant :

a) Tous les quarts d'heure, jour et nuit, irrigations dans la gorge et dans chaque narine : ces irrigations devaient être faites avec une solution tiède de perchlorure de fer à 3 pour mille, au moyen d'une poire en caoutchouc munie d'une canule à gros jet.

b) Vaporisation continuelle dans la chambre de la malade d'une solution d'acide phénique à 50 pour mille

c) Température de la chambre constamment de 20° — 22°.

d) Administration de 40 centigrammes de sulfate de quinine.

e) Lait à volonté comme alimentation.

Inutile de dire que nous avions prévenu les parents de la probabilité de devoir recourir d'urgence à la trachéotomie.

Le lendemain matin (28), les conditions de la malade étaient plus graves: le tirage était un peu plus manifeste, mais sans accès, les téguments commençaient à se cyanoser et il y avait un peu d'œdème à la face. Nous décidons la trachéotomie pour le soir, s'il n'y a pas d'amélioration. Mais, à ce moment, les parents se refusent à nous laisser opérer, quoique la décision précédente fût favorable.

Nous conseillons de persister avec les lavages dans le nez et dans la gorge. J'oubliais de dire que les fausses membranes avaient reparu à la gorge, qui en était indemne la veille, et j'oubliais aussi de dire que les urines ne contenaient pas encore d'albumine.

Le 1er mars, à 9 heures du matin, nous trouvons notre petite malade avec la face très œdémateuse et cyanosée, surtout les lèvres qui étaient bleuâtres. Il y avait de l'insensibilité des téguments et nous constations avec peine la présence de l'albumine dans les urines. La respiration se faisait sifflante et rapide, mais sans accès. Et l'enfant apathique ne paraissait pas souffrir de la gêne de l'hématose. Il n'y avait pas de peine à constater que l'empoisonnement général faisait de rapides progrès. La température était de 38°2.

Les conditions actuelles de la petite malade me paraissaient si mauvaises, surtout à cause de l'albumine dans l'urine, à cause de l'œdème et de la cyanose de la face, et encore plus à cause de l'apathie et de l'insensibilité de l'enfant, que je désespérais d'arriver à temps pour porter un secours vraiment utile. Je regrettais doublement ce refus irréfléchi, mais compréhensible, des parents qui, la veille, n'avaient pas voulu consentir à ce que nous pratiquions la trachéotomie. A cette heure, je ne pensais plus pouvoir obtenir un résultat heureux. J'avais tout à craindre que l'empoisonnement fût déjà trop avancé et que la diphtérie eût déjà gagné les dernières bronches. Par acquit de conscience, j'ai proposé, sans insistance, aux parents de procéder à l'opération, tout en ne leur cachant point que le cas s'était fait, depuis la veille, par trop grave, et qu'il n'y avait plus grandes chances de succès.

Chose étrange que la nature humaine! Ce fut la mère qui nous supplia d'opérer leur enfant.

L'opération fut assez facile. L'enfant nous regardait assez calme, sans se débattre, et elle ne donna pas le moindre signe de sensibilité. Pendant l'opération et pendant la toilette, elle ne jeta pas un seul cri, elle ne versa pas une seule larme. Et cependant, habituellement, la petite Marcelle est une enfant pas mal gâtée et un peu pleurnicheuse. Ce calme nous prouve combien elle était déjà atteinte par les effets de l'empoisonnement.

Nous avons placé une canule double, dont l'externe était fenêtrée en haut ; nous avons prescrit de continuer, comme par le passé, les irrigations dans le nez et dans la gorge, et de faire en même temps des pulvérisations de la même solution, dans le larynx et dans la trachée, à l'aide d'un pulvérisateur, après avoir sorti la canule interne.

A cela nous avons ajouté l'administration de 40 centigr. de sulfate de quinine.

Le lendemain matin, j'avais la satisfaction d'apprendre que l'enfant avait passé une bonne journée et une bonne nuit, quoique, le soir, la température marquât 38°9. Mais, le matin, elle était déjà descendue à 37°5, l'enflure de la face avait disparu, les téguments étaient colorés, la respiration se faisait très bien, sans aucun bruit anormal à l'auscultation, et, autre signe bien heureux, il n'y avait plus d'albumine dans l'urine. Continuation du même traitement.

Le troisième jour, je constatais avec peine quelques râles sous-crépitants à la base droite. La température était à 38.2, l'état général était bon ; mais l'enfant ne voulait absolument rien prendre comme nourriture, pas même du lait ni du bouillon. Cela durait déjà depuis 4 à 5 jours. J'ai engagé les parents à donner, toutes les deux ou trois heures, des lavements faits avec lait, bouillon et jaune d'œuf. En même temps, nous avons administré du sulfate de quinine et avons fait faire des badigeonnages de teinture d'iode sur le côté droit de la poitrine.

Le 4 mars, les râles ont presque disparu, l'enfant va de mieux en mieux, elle est gaie, mais elle ne veut pas manger. On continue les lavements nutritifs.

Le 5, on commence à sortir la canule. Il n'y a plus de râles dans la poitrine.

Les 6-7-8-9 mars, l'amélioration fait des progrès de plus en plus accentués. On sort tous les jours la canule pendant quelques heures. On continue à nourrir la malade avec des lavements nutritifs.

Le 10, l'enfant commence à manger un peu.

Le 11, on enlève définitivement la canule, et l'enfant peut être considérée comme guérie ; ce qui du reste a été confirmé par la suite.

Observation II. — Hélène L., âgée de 3 ans. Enfant, un peu chétive comme sa sœur, mais habituellement mieux portante, quoique souvent sujette à de légères bronchites.

Le 21 février (trois jours après sa sœur), elle est prise de toux rauque et accès semblables à ceux de la petite Marcelle. Ils étaient néanmoins un peu plus rares. On lui fait subir le même traitement : légère purgation, quelques potions calmantes et garder la chambre.

Le 25, M. le Dr Wallon, ayant été appelé, constate l'existence de la diphtérie au larynx, à la gorge et au nez.

Je vois la malade le 27, et, à ce moment, le nez avait un jetage très abondant, les plaques diphtériques s'étendaient jusqu'au pourtour des narines, la gorge était tapissée de fausses membranes, et la voix était complètement éteinte ; la respiration se faisait assez bien sans tirage. L'enfant n'avait pas de fièvre, et elle était gaie.

On la soumet au même traitement que sa sœur. — Atmosphère phéniquée et lavages fréquents au perchlorure de fer.

Le lendemain, la voix était moins rauque et la respiration par le nez se faisait plus librement. Nous n'avons modifié en rien la médication et la petite Hélène avait récupéré sa voix dès le troisième jour ; la santé était complète au bout d'une semaine de traitement par les lavages fréquemment répétés de la solution de perchlorure de fer.

Observation III.— Georges L., le frère aîné de nos deux précédentes malades, est âgé de 7 ans. Il est assez bien constitué, mais il a toujours eu des ganglions strumeux au cou. Cet enfant a vécu en commun avec ses sœurs, et même il a couché avec l'une d'elles jusqu'au 26 février. Ce jour-là, dans le but de prévenir la contagion, s'il en était temps encore, on lui a fait évacuer la maison.

Malheureusement, c'était déjà trop tard. Le 28 au matin, M. le Dr Wallon constatait sur l'amygdale gauche une petite plaque diphtérique de la dimension de deux à trois millimètres.

Dans ces conditions, on a ramené le petit Georges avec ses sœurs et il a été soumis au même traitement. La plaque diphtérique a duré quatre jours, sans avoir atteint jamais une étendue plus grande que celle du premier jour. L'enfant était complètement guéri le cinquième jour du traitement.

Ces trois observations, quoique très simples et assez normales, prêtent néanmoins l'occasion à quelques considérations dignes d'intérêt.

Il est d'abord à remarquer avec quelle évidence et avec quelle rapidité s'est manifestée dans tous les cas l'action bienfaisante des lavages fréquemment répétés. En effet, chez le petit Georges, les lavages administrés dès l'apparition de la fausse membrane en ont immédiatement enrayé l'expansion, au point qu'elle n'a pu changer de place, ni atteindre une dimension supérieure à trois millimètres, et, le quatrième jour, elle était tombée toute seule, sans que nous ayons exercé la moindre violence.

Chez la petite Hélène, l'heureuse influence du traitement a été encore plus frappante. Dès le lendemain, les manifestations croupales s'étaient déjà atténuées, et le jetage du nez, quoique très abondant, avait déjà subi une modification favorable très prononcée ; et cette amélioration était complète en moins de huit jours, sans que nous soyons intervenus pendant tout le cours de l'affection, autrement que par les lavages *nuit et jour*, par la respiration d'un air fortement phéniqué, et par une alimentation très modérée et liquide.

Quoique l'intervention du traitement n'ait pas été marquée d'amélioration pendant les deux jours qui précédèrent la trachéotomie de la petite Marcelle, et cela se comprend par la difficulté, pour ne pas dire l'impossibilité de faire parvenir le liquide antiseptique dans toute la région de la fausse membrane, il n'est pas moins vrai que l'ouverture de la trachée, nous ayant permis le lavage des premières voies aériennes, siège principal du mal, la marche de la maladie reçut immédiatement une impulsion heureuse, impulsion qui ne s'est pas démentie un seul instant.

Un autre fait digne d'être noté dans l'étude que nous faisons est l'absence de toute trace de fausse membrane à la gorge de la petite Marcelle, le jour où je la vis pour la première fois. Si M. le Dr Wallon n'avait pas lui-même constaté, la veille et l'avant-veille, la pseudo-membrane aux amygdales, et s'il n'y avait pas eu la diphtérie au nez, on se serait cru autorisé à déclarer que la diphtérie avait débuté par le

larynx et que la gorge n'aurait été atteinte que le 28 février, le lendemain de ma visite.

Je suis heureux de cette observation, parce qu'elle va à l'appui de l'idée que j'ai déjà depuis longtemps, c'est-à-dire, que le début de la diphtérie par le larynx ou par les bronches doit être un fait bien rare, beaucoup plus rare qu'on ne le croit habituellement. Je suis d'avis que, presque toujours, sinon toujours, les croups, les broncho-pneumonies d'emblée, ne sont que la manifestation tardive et saisissable d'une diphtérie qui a évolué peut-être pendant plusieurs jours au nez, et quelquefois à la gorge, sans avoir été constatée.

A l'occasion d'une communication que j'ai faite à cette Société, il y a deux ans, on m'a reproché que c'était courir un risque bien grave que de pratiquer les pulvérisations-lavages de l'arbre respiratoire. M. Cadet de Gassicourt a manifesté la crainte que pareille intervention ne devînt une cause fréquente de broncho-pneumonie. Le cas de la petite Marcelle est une nouvelle preuve que ces craintes ne sont pas fondées.

Les broncho-pneumonies qui évoluent pendant la diphtérie, quoique les recherches anatomo-pathologiques et bactériologiques ne l'aient pas encore complètement démontré, sont probablement et presque toujours de nature infectieuse dipthtérique. Or, il est à inférer que ce ne seront probablement pas les lavages antiseptiques qui deviendront cause du développement d'un processus infectieux, étant donné surtout qu'ils exercent une influence incontestablement heureuse contre la même maladie dans la gorge et dans le nez. Si l'irrigation dans la trachée, par la faute du médecin, était trop abondante ou trop irritante, elle pourrait, tout au plus, occasionner une broncho-pneumonie de nature mécanico-chimique, broncho-pneumonie qui serait moins grave, et qui évoluerait généralement vers la guérison en modérant l'énergie et l'abondance de la médication.

Mais nous pensons que tel n'est pas notre cas, car les pulvérisations-lavages, que nous faisons avec un appareil système Richardson, n'introduisent que peu de liquide à la fois ; et ce liquide est immédiatement expulsé par le phénomène réflexe de la toux.

Du reste, nous savons, par les expériences physiologiques qu'on a faites ces derniers temps, que les animaux peuvent supporter l'injection, dans la trachée, de très grandes quantités (des litres) de liquides sans en être incommodés, à la condition que l'injection soit faite lentement.

C'est précisément à cause de cette innocuité des pulvérisations dans la trachée, et encore plus à cause de l'immense avantage qu'on peut en tirer pour pratiquer un traitement réel du croup, que j'ai proposé (1) de procéder à la trachéotomie le plus tôt possible. On a, par ce fait, le moyen d'atteindre directement le bacille de Klebs et d'assainir, d'aguerrir la muqueuse encore indemne, qui ne tarderait pas à devenir, à bref

____

(1) Considérations et propositions au sujet d'un cas de diphtérie. Paris, 1887.

délai, terrain d'invasion. Car, il faut bien l'avouer, jusqu'à présent, on n'a jamais fait sérieusement de vrai traitement du croup. On s'est confiné dans une expectation fataliste, se tenant prêt, en désespoir de cause, à tenter la trachéotomie pour accorder un nouveau délai au bon vouloir de la *natura medicatrix*, sans opposer la moindre médication vraiment active contre la marche envahissante de la fausse membrane.

Avec de telles idées, on comprend aisément qu'on ne se décide à l'ouverture de la trachée que lorsque le tirage sous et sus-sternal est manifeste et bien prononcé. Mais je pense qu'aujourd'hui, avec les connaissances qu'on a de la pathogénie de la diphtérie, le devoir du médecin est de savoir se servir de la trachéotomie, en temps et lieu, comme moyen précieux et le seul qui nous permet d'atteindre directement le microbe pathogène. Et pour cela, le simple raisonnement me dit que plus tôt la trachéotomie sera pratiquée, plus on aura chance d'un résultat définitif favorable.

On m'opposera peut-être que, quelquefois, le croup guérit tout seul, sans opération, et qu'il est injuste d'exposer le malade aux conséquences d'une opération qui aurait pu être évitée. Je répondrai à cette objection, d'abord que la trachéotomie, faite assez tôt, avec toutes les précautions et les commodités de l'opération, n'est pas difficile, ne présente pas de danger, et n'a pas, en thèse générale, des suites fâcheuses. Nous en avons tous les jours la preuve, lorsque cette opération est pratiquée soit pour les recherches physiologiques, soit pour des affections non infectieuses. En deuxième lieu, je ferai remarquer ce que j'ai déjà dit autrefois, c'est-à-dire que le nombre des malades qui meurent, faute d'opération faite assez tôt, est immensément, sans proportion, plus grand, et qu'à ce compte-là le domaine de la chirurgie serait bien limité, si elle devait se restreindre à opérer les seuls cas, où il n'y a plus absolument aucun espoir de s'en tirer autrement.

Il va sans dire que je n'ai point la prétention de proposer les pulvérisations par la canule comme moyen de traitement de la bronchopneumonie diphtérique. Je pense que, lorsque la maladie est arrivée à ce degré, il n'y a plus à compter, au moins en l'état actuel de la science, sur les mérites du traitement. Mais je suis persuadé que les pulvérisations trachéales appliquées de bonne heure parviendront bien souvent à éviter cette funeste complication du croup laryngé. Car, il ne faut pas oublier que, rarement avant le tirage, la diphtérie descend au-dessous de la trachée.

J'affirme donc, au risque de me répéter, que, dans le traitement du croup, l'expectation contemplative doit être à jamais abandonnée, que nous devons au plus tôt mettre la muqueuse de l'arbre aérien dans les conditions de celles du nez et de la gorge, c'est-à-dire dans la possibilité de recevoir directement et fréquemment l'application du traitement. Pour cela, l'ouverture de la trachée devra être pratiquée dès que le diagnostic de croup diphtérique sera confirmé. Le domaine de la trachéotomie doit donc être bien plus vaste et son rôle bien plus élevé qu'il ne l'a été jusqu'à présent. Dorénavant, celte opération ne doit plus servir uniquement pour gagner du temps en attendant, les bras croisés, la chance rare, mais possible, de l'évolution heureuse, naturelle de la maladie; mais elle doit être une arme précoce et indispensable pour combattre sérieusement, et avec droit au succès, la marche rapide et funeste de l'affection croupale. Une remarque, qui ressort encore sans difficulté des trois observations que je viens de communiquer, est la facilité très grande avec laquelle on peut et on doit appliquer le traitement. Quelle différence avec ces luttes féroces et pénibles qu'on doit engager pour appliquer les cautérisations de la gorge, et même les simples badigeonnages ! J'éprouve un sentiment de tristesse et de remords lorsque je pense que, à mes débuts, pour forcer l'ouverture de la bouche du pauvre petit malade, qui, à bon droit, voulait se refuser à cette torture, je lui mettais quelquefois la bouche en sang. Car, avec des enfants indociles, on n'est pas toujours maître de l'abaisse-langue, sans parler du mal qui résulte naturellement de la violence qu'on fait pour desserrer les mâchoires, et de la contraction tétanique du malade qui se rebelle. Je ne pense pas commettre de l'exagération en disant cela ; j'en fais appel à la franchise de ceux qui ont encore confiance dans les méthodes à badigeonnages et à cautérisations.

Les irrigations, au contraire, ne nécessitent point l'ouverture forcée des mâchoires. Il suffit de tenir la tête de l'enfant bien immobile entre la main gauche et la poitrine de l'opérateur, et glisser ensuite la canule autour de l'arcade dentaire en pénétrant dans la gorge par derrière la dernière molaire. En général, à ce moment, l'enfant tout naturellement ouvre en plein ses mâchoires et il est très aisé de vider à grand jet la poire dans la gorge. J'ajouterai même que l'enfant soumis à cette médication se refuse rarement de se laisser examiner paisiblement la gorge, parce qu'il n'a à craindre aucune action douloureuse de la part du médecin.

Je serais tenté d'ajouter encore une infinité de réflexions que l'étude et l'expérience m'ont suggérées au sujet du traitement de la diphtérie. Mais je ne veux point abuser de votre bonté, et je terminerai cette communication en vous traçant les lignes principales qui me paraissent plus indiquées pour guider le médecin lorsqu'il se trouve en présence d'un cas de diphtérie.

Elles sont :

1º Le malade doit être isolé dans une pièce bien aérée et dégarnie de tout meuble non indispensable.

2º L'air de cette chambre doit être humide et avoir la température de 20-22 degrés.

3º Dans cette chambre, on doit faire évaporer constamment avec des réchauds de la solution d'acide phénique à 50 pour mille, contenue dans des vases assez larges. (On surveillera avec soin les urines et l'état général du malade afin d'éviter les effets pernicieux de l'acide phénique.)

4º On administrera, dès le premier moment, un léger vomitif suivi d'un purgatif, et on veillera à ce que le malade ait, au moins, une selle tous les jours, dans le but d'éviter le plus possible le séjour et l'accumulation, dans le tube digestif, des toxines et des bactéries diphtériques qui y pénètrent forcément par la déglutition.

5° Si la fièvre est élevée, on administrera quelques doses de sulfate de quinine, dont, en ces cas, j'ai toujours remarqué l'action incontestablement heureuse.

6° L'alimentation sera exclusivement liquide ou semi-liquide, d'une manière sobre, et inversement proportionnée à l'intensité de la fièvre et à la violence de l'inflammation.

7° On se guidera d'après l'étendue de l'affection pour pratiquer, toutes les demi-heures ou plus souvent, le jour et la nuit, des irrigations-lavages complets et tièdes dans chaque fosse nasale et dans la gorge. Ces irrigations seront faites avec une certaine force au moyen d'une poire en caoutchouc de la capacité de 75 à 100 grammes de liquide. Cette poire aura une canule assez large pour permettre un gros jet.

8° Pour faire les irrigations dans la gorge, il n'est pas nécessaire de se servir de l'abaisse-langue pour l'ouverture de la bouche. Si l'enfant se refuse à l'introduction de la canule, on lui tiendra la tête bien immobile entre la main gauche et la poitrine de l'opérateur, on glissera la canule autour de l'arcade dentaire, et on pénétrera dans la gorge sans difficulté par derrière la dernière dent molaire.

9° Pour les injections dans le nez, avoir bien soin de ne point diriger la canule verticalement en haut, et de ne pas employer un liquide froid. Il faudra aussi, dans ce cas, tenir la tête de l'enfant bien immobile, et diriger la canule comme si on voulait faire sortir le jet en correspondance de la protubérance occipitale.

10° Le liquide, qui doit servir pour les irrigations, sera ou de la solution de perchlorure de fer de 1 à 5 pour mille, ou bien de la solution d'acide phénique.

11° On évitera *absolument* de cautériser et d'enlever, par n'importe quel moyen traumatique, les fausses membranes, à l'exception du cas spécial, dont nous parlerons plus bas.

12° Si on était appelé à une période très avancée de la maladie, lorsque les ganglions du cou sont très tuméfiés et que les fosses nasales sont déjà imperméables aux irrigations, on pratiquera avec des sondes-tampons de violents ramonages, suivis d'irrigations presque continues ; dans les cas extrêmes, on procédera à la trépanation de la paroi antérieure du maxillaire supérieur pour laver l'antre d'Hygmore, et on se servira de cette ouverture pour faire plus complètes les irrigations nasales.

13° En cas d'extension de la diphtérie au larynx, on procédera au plus tôt à la trachéotomie, qui, soyez en bien convaincus, n'est pas, par elle-même, une opération grave ni difficile, lorsqu'elle est faite assez tôt, et n'est pas, non plus, une cause aggravante de la diphtérie, à la condition qu'elle soit suivie par les soins nécessaires.

14° C'est une erreur de vouloir attendre que toutes les possibilités de la guérison spontanée soient épuisées. On ne fait ainsi que favoriser la marche envahissante du microbe de Klebs, et compromettre dans l'immense majorité des cas le succès, qui doit cesser d'être la très rare exception, pour devenir le résultat très fréquent de la trachéotomie.

15° A la suite de la trachéotomie, on appliquera une double canule dont l'externe est fenêtrée en haut ; et, toutes les demi-heures ou plus souvent, le jour et la nuit, après avoir retiré la canule interne, on pratiquera, avec un appareil système Richardson, des pulvérisations du même liquide antiseptique, qui sert déjà pour le nez et pour la gorge. Ce liquide sera tiède et un peu plus dilué.

16° On n'enlèvera définitivement la canule, que tout autant qu'on sera certain, par l'état général et local du malade, que la diphtérie a complètement disparu.

Tels sont, Messieurs, les conseils que je tenais à formuler au sujet du traitement de la diphtérie. Je n'ai pas, après cela, la prétention d'avoir dit le dernier mot sur cette question si importante. Je pense, cependant, que l'ensemble de cette médication, et surtout l'idée qui la domine, constituent déjà un réel progrès de la thérapeutique de la diphtérie.

En tout cas, ce dont je n'ai aucun doute, c'est que, si elle est exactement appliquée, la diphtérie cessera, à coup sûr, d'avoir le triste privilège de tenir le premier rang dans la statistique de la mortalité par maladies épidémiques.

Clermont (Oise). — Imprimerie DAIX frères, place Saint-André, 3.

DU MÊME AUTEUR

De la galvano-caustique en chirurgie.

Contribution à l'étude de la terpine et du terpinol.

Des injections hypodermiques de sels insolubles de mercure.

Contribution au traitement de la diphtérie.

Quelques considérations et propositions au sujet d'un cas de diphtérie.

Premières applications de ma méthode de traitement de la diphtérie, faites à l'hôpital Trousseau.

Manifestations d'hydrargyrisme simulant une éruption de variole.

La méthode Jacobelli ou le traitement local direct des cavités.

Réflexions sur l'alimentation dans la diphtérie, à propos d'un cas d'angine diphtérique.

Du traitement de la diphtérie (lettre à M. Goldschmidt, de Strasbourg.

De la nécessité d'une langue scientifique internationale.

Recherches sur la pathogénie et le traitement du tétanos.

Pourquoi dans le traitement de la diphtérie les mêmes médicaments donnent-ils des résultats satisfaisants à certains praticiens et des résultats négatifs à d'autres ?